SUPPLÉMENT.

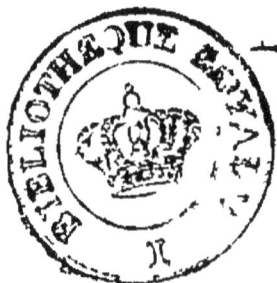

L'*Observation* de Mme Ivendoff qui commence ce mémoire, l'*expérience*, les *propositions*, et la *guérison* obtenue par le docteur Wolf, ont été lues devant l'Académie royale de médecine, à la séance supplémentaire du 2 décembre 1837 ; en tout, 40 pages seulement sur les 167 dont se compose mon opuscule.

Après avoir lu la première proposition (pag. 55 et 56), M. le président de l'Académie me dit « qu'il *croyait* (ce qui prouve qu'il n'en est pas matériellement sûr) que le *siége* de la rage était dans la *moëlle épinière*... » Puis, voulant exposer ses raisons, il fut réduit au silence par plusieurs Académiciens. Ces Messieurs lui rappelèrent que les réglements ne per-

1

mettaient d'engager aucune discussion sur
les lectures qui se faisaient..... Il est vraiment bien malheureux que les réglements
n'aient pas permis à chacun des membres
de ce corps savant de formuler son opinion
à cet égard. Car, nous aurions pu savoir,
séance tenante, *ce que c'est que la rage
humaine confirmée*, et quel *traitement curatif* lui convient le mieux en général.

Quoiqu'il en soit, cinq heures furent à
peine sonnées, que l'Académie m'obligea
de finir ma lecture. Et cependant, il était
indispensable de lui faire connaître ma
conclusion, et de lui soumettre l'analyse
succinte des faits qui venaient à son appui.
Mais j'eus beau réclamer une demi-heure
de grâce, ce fut en pure perte. — On nomma
ma une commission pour faire un rapport
sur mon mémoire TOUT ENTIER, et non sur
les quelques pages que j'avais lues, bien
entendu. Nous verrons tout-à-l'heure
comment la Commission s'est conformée
au vœu de l'Académie.

Après la séance, un honorable académicien, dont le nom m'est inconnu, me dit avoir donné des soins, de concert avec Dupuytren, à un vice-amiral, mort de cette maladie, en quelques heures. Ce monsieur m'assura même, en présence de mon ami Alex. Decamps, qu'il boirait, sans crainte aucune, de la *salive d'enragé*, étendue d'eau; mais qu'*il n'oserait* s'inoculer, comme je l'ai fait, ni se laisser inoculer, comme je l'ai proposé à l'Académie, le prétendu virus hydrophobique, recueilli sur n'importe quel animal enragé (1).....

---

(1) Quelques instants auparavant, plusieurs académiciens et un bon gros sténographe de l'incomparable journal l'*Expérience*, me disaient en chœur! « Ah! Monsieur, vous niez l'existence du virus rabiéique! Eh bien, *faites-vous mordre par un chien enragé!!!* »

Ces paroles me jetèrent dans un terrible embarras, je le confesse. Cependant, je ne tardai pas à me remettre, et je répondis à ces Messieurs: « Non, je ne me ferai

Eh! mon Dieu! je sais fort bien que ce n'est pas-là prouesse inouïe. En cela, je

---

pas mordre, parce que la morsure d'un chien enragé, comme celle du chien le plus sain, occasionnent de la douleur, et que je suis naturellement douillet.—Mais, si le virus rabien existe, comme vous le prétendez, vous devez *pouvoir me l'inoculer*. Car le propre des *virus* connus, prouvés, est de s'inoculer *tous* avec la plus grande facilité, et de produire, chez tous les individus sans aucune exception, des symptômes constans, identiques et invariables, qui ne laissent pas le plus petit doute sur leur action..... Est-il donc indispensable d'avoir affaire immédiatement à un sujet *vérolé*, pour contracter le mal de Vénus? Ne peut-on pas *syphiliser* le globe entier avec le *virus vénérien*, recueilli sur la pointe d'une lancette, à la surface des *chancres*, *bubons*, etc.? Et le *virus-vaccin...*» Mes nobles interlocuteurs ne voulurent pas en écouter davantage. Les très-

suis entièrement de l'avis des charitables confrères, qui le répètent à qui veut l'entendre. Eh bien! je les engage seulement à suivre mon exemple. Car, j'ai la ferme conviction « qu'il en résultera un bien immense pour les dix - neuf vingtièmes de l'humanité, auxquels l'hydrophobie inspire une terreur sans égale. » Je partage entièrement à ce sujet, l'opinion du docteur Wolf.

Le même jour, M. le docteur Trélat, l'un des rédacteurs en chef du *National*, m'apprit qu'un médecin de Tours, dont il avait oublié le nom, faisait sur lui-même, depuis nombre d'années, des *expériences*, qui prouvaient invinciblement l'*inexistence* du virus hydrophobique.

---

honorables académiciens et le *très-scientifique* sténographe, si bien nourri, se retirèrent en se frottant les mains d'un air triomphant, et m'accablèrent encore de ces trois mots, répétés en chœur: «*Faites-vous mordre!!!.*»

Le 12 décembre, j'envoyai copié de là
la lettre suivante à l'Académie, afin dé
remplir la promesse que je lui avais faite.

« Hambourg, le 10 avril 1837.

« Vous vous rappelez, mon cher ami,
qu'à notre dernière entrevue, j'approuvai
fort vos *propositions* sur la *nature*, le *siége*
et le *traitement curatif* de la *rage humaine
confirmée*. Je vous promis de suivre votre
médication à la lettre, si jamais le hasard
m'offrait un cas nouveau d'hydrophobie.
Certes, une pareille tentative est bien per-
mise, surtout dans une affection combattue
jusqu'à nos jours, par des moyens irration-
nels, absurdes, et même barbares.

» Aujourd'hui, je m'empresse de vous
annoncer que votre traitement a été cou-
ronné d'un plein succès, comme le prouve
le fait suivant. Puissent de nouveaux succès s'ajouter bientôt à celui-là, et l'art
médical aura fait une de ses plus utiles
conquêtes thérapeutiques !!!

» Me trouvant dernièrement dans un
village aux environs de Hambourg, etc..,
(la suite, page 66 et suiv.).

» Hâtez-vous donc, mon cher ami, de
publier le résultat de votre courageuse
expérience, accompagné de l'observation
précédente. Soumettez le tout aux lumières
de l'Académie royale de Médecine. Si vous
pouviez obtenir, à cet égard, la sanction
de cette assemblée savante, vous concevez
quel bien immense il en résulterait pour
les innombrables individus de tous les pays,
auxquels l'hydrophobie inspire une terreur sans seconde.

» Recevez la nouvelle assurance de ma
bien sincère amitié.

Signé J. WOLF,

» Docteur en médecine et en chirurgie, Membre de plusieurs
Cercles savans, et l'un des Fon-
dateurs de la Société philanthropique universelle (1). »

_____

(1) C'est à l'instigation de ce médecin

Le surlendemain 14, M. Dubois d'A-
miens, l'un des membres de la Commission, m'écrivit en ces termes:

« Paris, le 14 décembre 1837.

» Monsieur et très-honoré confrère,

« J'ai l'honneur de vous informer, *au
nom* de la Commission désignée par l'A-
cadémie royale de médecine, *pour lui
rendre compte de votre mémoire* sur la
rage (1), que votre lettre du 12 décembre 1837, lui a été communiquée à la
séance de ce jour, par M. le Secrétaire

---

que je priai l'Académie de vouloir bien
m'entendre. Son approbation pouvait amener, en effet, les plus heureux résultats
pour la santé générale.

(1) Ainsi, M. Dubois d'Amiens recon-
naît lui-même avec ses collègues, que
l'Académie les avait désignés pour rendre
compte de mon mémoire, et *non de ma
lecture seulement.*

perpétuel. La Commission, après en avoir pris connaissance, a regretté de n'avoir sous les yeux qu'une copie du document que M. le docteur Wolf vous a envoyé.

» *La Commission regarde ce document comme* TRÈS - PRÉCIEUX *relativement aux questions que vous agitez dans vo're mémoire* (1) : conséquemment elle vous prie de vouloir bien adresser, dans le plus bref délai possible, la *pièce originale* à M. le président de l'Académie.

» Agréez, je vous prie, Monsieur, l'assurance de ma considération la plus distinguée,

Signé E. F. DUBOIS d'Amiens.

. (1) Faites bien attention, je vous prie, à cette phrase de MM. les Commissaires. Elle est vraiment très-précieuse. — En outre, elle démontre clairement que ces Messieurs n'avaient pas encore aperçu, à cette époque, des *symptômes d'hystérie* dans l'observation du docteur Wolf.

Connaissant les cunctations ordinaires des Commissions académiques, qui n'ont pas l'habitude de dépêcher leurs rapports, je me figurai que j'avais bien le temps de présenter moi-même l'original d'une lettre, à laquelle j'attache une importance extrême. Aussi, ne voulus-je point m'en dessaisir, dans la crainte qu'il ne fût égaré, comme cela n'arrive que trop souvent. Mais je résolus d'aller à Paris, dès que mes occupations me permettraient la plus courte absence.... Toutefois, je me trompai dans mes conjectures. Car l'Académie a entendu le rapport sur *quarante pages* de mon mémoire, dans sa séance supplémentaire du 3 février 1838, (deux mois justes, après ma lecture. Vit-on jamais pareille diligence!!!)..... Je n'ai eu connaissance de ce fait que le 11 avril (1). Jusqua-

(1) Le 26 mais, ne pouvant encore m'absenter, j'envoyai à l'Académie l'*autographe* du docteur Wolf. M. le secrétaire

là, ni M. le président, ni MM. les secrétaires n'avaient jugé à propos de m'en informer, quoique je les en eusse prié antérieurement. Ces Messieurs ne songèrent pas même à me gratifier du *Bulletin* académique, où se trouve le rapport qui me concerne. J'ai été obligé d'en faire l'acquisition chez M. Baillière, libraire de l'Académie. Il me semble cependant que cette petite courtoisie ne serait pas indigne du docte corps : elle est bien le moins qu'on puisse faire pour un médecin qui se déplace, dans un but uniquement philanthropique. Mais les *réglements* s'opposent aussi sans doute, à toute espèce de condescendance envers les médecins, *qui ne sont pas connus* (style académique).

Ces détails nécessaires profiteront, je

---

perpétuel ne me le renvoya que le 10 avril, avec une lettre qui m'apprit l'existence du rapport, et sa publication.

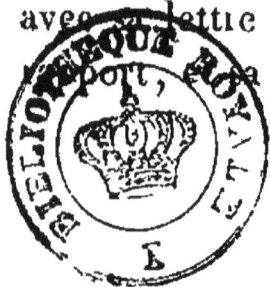

pense, à ceux de mes confrères *non connus*, qui seraient tentés de m'imiter. — Toute œuvre de conscience doit être soumise à l'*expérience*, seul juge infaillible en médecine (1). C'est elle qui lui accordera, ou lui refusera sa sanction sans appel. Aujourd'hui plus que jamais, je suis intimement convaincu de cette grande vérité.....

Arrivons maintenant au rapport:

(1) Quand je dis l'*expérience*, je n'entends nullement parler du *très-scientifique* journal, qui porte ce titre modeste. Cette hypnotique feuille *est en médecine*, ce qu'est en politique le fameux journal de l'intègre représentant de Bourganeuf. Il n'y a qu'une voix sur l'une comme sur l'autre.

ACADÉMIE ROYALE

DE MÉDECINE.

Séance extraordinaire du 3 février 1838.

PRÉSIDENCE DE M. MOREAU.

Mémoire sur la Rage, par M. Bel-
lenger.—Rapport de MM. Ribes,
Guéneau de Mussy, Marc, Bar-
thélémy *et* Dubois, *d'Amiens,*
rapporteur.

« Messieurs,

» Dans une de vos dernières séances
supplémentaires, M. Bellenger, docteur
médecin de Senlis (Oise), est venu vous
donner lecture de quelques fragmens d'un

2

travail ayant pour titre : *Une expérience sur la Rage*. Ce travail était sous presse : mais M. Bellenger en a suspendu l'impression, afin de le soumettre au jugement de l'Académie.

» La totalité des épreuves formant un volume petit in-18, a été en conséquence remise à une Commission composée de MM. Barthélemy, Guéneau de Mussy, Marc, Ribes et Dubois (d'Amiens).

» Malgré son titre qui ne semble promettre que le récit d'une expérience sur la rage , le Mémoire de M. Bellenger renferme :

» 1° Une observation très-détaillée sur un cas d'hydrophobie, dont la terminaison a été funeste.

» 2° Une expérience faite par M. Bellenger sur sa propre personne.

» 3° Des propositions aphoristiques au nombre de quatorze.

» 4° L'application d'une nouvelle méthode thérapeutique contre la rage confirmée; application qui aurait eu lieu dans un village près de Hambourg, vers le commencement de l'année dernière.

» 5° Une conclusion motivée.

» 6° Trente-deux observations que l'auteur dit avoir puisées au hasard dans différens traités anciens et modernes (1).

» 7° Une réimpression du mémoire de Bosquillon sur l'hydrophobie.

» 8° Une traduction de quelques passages de Dioscoride, relatifs à cette maladie, d'après Bosquillon.

» L'auteur (c'est-à-dire Bosquillon) fait remarquer dans une note (183), qu'il n'a traduit que ce qui lui a paru le moins absurde.

---

(1) Il suffit de lire ces observations, pour se convaincre que je les ai réellement puisées au hasard. Car j'ai indiqué avec soin les noms de leurs auteurs, et la page des ouvrages qui me les ont fournies.

' » 9° Des réflexions sur le texte de Dioscoride.

» Nous n'aurons à vous rendre compte,
Messieurs, que du fragment dont M. Bellenger vous a donné lecture, insistant plus
particulièrement, bien entendu, sur la
nouvelle médication qu'il propose (1).

(1) Première erreur grave de MM. les
Membres de la Commission.—Ces Messieurs
n'avaient pas à *rendre compte* que du *fragment* dont j'ai donné lecture, mais bien de
mon *mémoire* TOUT ENTIER..... J'invoque
à cet égard, le témoignage de tous les académiciens, qui assistaient à la séance.....
Quant à MM. les Commissaires, je les renvoie à la lettre de M. Dubois d'Amiens,
écrite en leur nom. — C'est par l'ensemble, et non par un fragment, que l'on
peut juger sainement d'une œuvre quel-
conque. Des hommes aussi éclairés que
MM. les Membres de la Commission, doivent savoir cela mieux que personne.

» Une baronne Ivendoff, demeurant à Saint-Léonard, canton et arrondissement de Senlis, avait un petit chien griffon, qui, dans les premiers jours du mois d'avril 1836, fut mordu par un chien suspect.

» Quelques semaines après, le griffon de la baronne devint triste, perdit l'appétit et tomba malade. M. Rouyère, médecin vétérinaire à Senlis, reconnut les symptômes de la rage mue, et engagea la baronne et ses gens à prendre les plus grandes précautions.

» La dame ne tint aucun compte de ces conseils; la nuit, elle couchait son chien sur son lit; le jour, elle le tenait sur ses genoux; elle s'emporta même contre son neveu qui, mordu au bras, courut se faire cautériser à Senlis.

» Le dimanche 15 mai, la maladie du griffon parvint à son apogée; à 9 heures du matin, il se jeta sur sa maîtresse, qui le caressait, et la mordit à l'éminence thénar de la main droite. C'est alors que

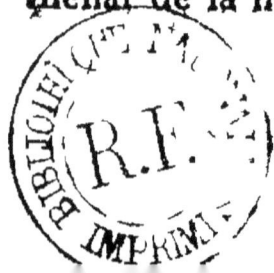

Mme la baronne Ivendoff se décida à partir pour Chantilly, afin de consulter M. Bergeron (1), médecin vétérinaire. Elle s'y rendit, portant son chien dans ses bras et accompagnée de son jardinier.

» Le médecin vétérinaire fut mordu à la main pendant qu'il examinait l'animal ; mais remarque M. Bellenger, *il eut le bon esprit* (2) de se retirer pour laisser saigner

---

(1) Il est bon de rappeler ici que M. Bergeron m'a donné sa parole d'honneur que le chien de Mme Ivendoff *n'était point enragé*, quoiqu'il l'ait vu *après* M. Rouyère. (Relisez les notes des pages 18 et 20).

(2) M. Bergeron, qui croit fermement à l'existence du virus hydrophobique, se serait *cautérisé* sur-le-champ, s'il eût diagnostiqué la rage chez le griffon. Certes, il ne se serait pas contenté de laisser saigner sa blessure dans l'eau, et de la laver avec de l'alcool camphré. — En relisant la page

sa blessure dans l'eau, et pour la laver avec de l'alcool camphré.

» Au moment où Mme Ivendoff regagnait son domicile, elle fut mordue de nouveau par son chien, à l'extrémité du doigt indicateur de la main droite.

« Son jardinier, voulant la défendre, fut également mordu sur le dos de la main droite ; mais il courut à toutes jambes se laver dans un bassin, et il eut la précaution, que M. Bellenger appelle *salutaire*, d'uriner sur sa blessure (1).

» Le griffon mourut dans la nuit ou dans la matinée.

» Pendant trois jours entiers, Mme Iven-

---

20 et la note, on verra que MM. les Commissaires ont passablement dénaturé ce que j'y ai dit.

(1) J'ai eu grandement raison d'appeler cette précaution *salutaire*. Car, elle m'aida beaucoup, dans la suite, à rassurer la personne qui l'avait prise.

doff pleura son chien ; mais le quatrième, elle qui jusque-là s'était emportée contre tous ceux qui redoutaient son chien, contre ceux qui craignaient d'en être mordus, elle commença à concevoir des craintes sérieuses. Le docteur Tavernier de Senlis est mandé ; il rouvre les blessures et les cautérise à fond.... Néanmoins la baronne reste *frappée de terreur* : Je deviendrai *enragée*, disait-elle, je suis perdue.

» Cependant elle fit un voyage à Paris ; elle y occupait un appartement précisément au-dessus de celui de notre collègue, M. Velpeau. Quatre jours après, elle revient à Saint-Léonard, et le lendemain, dit M. Bellenger, elle pleurait encore sur le tombeau de son chien.

» A 10 heures du soir, (le dimanche 26 juin), elle jette un cri perçant, se plaint d'une douleur qui, partant de sa blessure, s'arrêtait à la gorge, et y déterminait un sentiment de constriction, une sorte d'*étranglement*. Le lendemain, elle fait venir de nouveau le docteur Tavervier, qui, *proba-blement dans le but de la rassurer*, dia-gnostique des affections étrangères à la rage (1).

---

(1) M. le docteur Tavernier ne pouvait diagnostiquer des affections étrangères à la rage, dans le but de rassurer Mme Ivendoff, puisque la *rage confirmée* n'existait pas encore. (Relisez les pages 38 et 39)..... Les douleurs du bras lui firent diagnostiquer, le lundi matin, une *affection rhu-matismale*. Le lendemain, le *mal de gorge* et la *d, spnée* lui firent diagnostiquer une *bronchite légère* (p. 24 et 25), qu'il traita en conséquence, sans obtenir le moindre amendement. A cette époque, il était impos-sible à M. le docteur Tavernier, comme à tout autre, de mieux faire. — Quoiqu'il en soit, il est indubitable que M^{ne} Iven-doff était déjà sous l'influence de la TERREUR *commençante*, qui atteignit son zénith, dans la nuit du jeudi au vendredi. Or, quel fut

» Le vendredi 1ᵉʳ juillet, 45 jours après les morsures, Mᵐᵉ Ivendoff eut des accès caractérisés par les symptômes suivants :

» La face est d'un rouge violet, les yeux brillants, largement ouverts ; les téguments du cou gonflés et rouges ; sueurs froides, pouls concentré, filiforme ; battements du cœur presque imperceptibles ; rien d'anormal dans l'arrière-bouche ; la voix est enrouée, rauque ; les plaies n'éprouvent aucun changement, elles restent bien cicatrisées.

» M. Bellenger, qui a été témoin de ces

l'effet de cette *cause morale ?* une espèce de bronchite, ou plutôt un véritable *glottospasme*, puisque, dans certains moments, la santé était parfaite. Ainsi, tout indiquait, dans le principe comme plus tard, un trouble dans les *voies aériennes*. Ce qui prouve assez que là doit être le *siége* du mal. (Relis. les pages 24 et 25, et la note de la page 29).

derniers accidents, insiste particulièrement sur un *symptôme* qui n'a encore été signalé, dit-il, par aucun auteur (1), et qui lui paraît une indication précieuse pour le traitement curatif de la rage.

» Il s'agit d'une dépression considérable, capable de loger une aveline de moyenne grosseur, et qui existerait à la partie antérieure et supérieure du cou.

» Du reste, ce premier ensemble de symptômes lui paraissait constituer une sorte d'asphyxie par strangulation (2).

––––––––

(1) La lecture de nos 400 lyssographes prouvera à MM. les Commissaires la vérité de mon assertion.

(2) Si MM. les Membres de la Commission avaient été témoins de ce que j'ai vu, il est probable qu'ils n'auraient pas eu de peine à se ranger de mon avis. La peinture que j'ai faite des accès, doit suffire pour convaincre les plus difficiles. (pages 31 et 32).

' » Cependant M. Bellenger ajoute que , même dans l'intervalle des accès, le moindre bruit faisait frissonner la malade , la moindre agitation dans l'air lui causait un sentiment d'effroi ; sur les instances de M. Bellenger, elle voulut essayer d'avaler une cuillerée de café au lait , mais le liquide avait à peine effleuré ses lèvres , qu'elle le rejeta avec terreur. — Elle crachotait sur son mouchoir une salive blanche et visqueuse (1).

» Pour combattre ces accidents, M. Bellenger fit appliquer un vésicatoire à la nuque , des sinapismes à la partie interne des mollets et sur l'épaule droite. Sous l'influence de cette médication, dit ce médecin , il semblait que les accès perdaient

_____

(1) Tout cela prouve que Mme Ivendoff était réellement atteinte de la rage, puisque les enragés éprouvent tous la même chose, à quelques nuances près, qui tiennent à l'individualité.

de leur fréquence ; mais cet amendement
ne fut pas de longue durée : treize heures
après l'invasion de la maladie, la baronne
Ivendoff avait cessé d'exister. (1).

---

(1) Lorsque je fus appelé pour donner
des soins à cette dame, je ne vis rien de
mieux à faire que de recourir à ces moyens.
Je les ordonnai, dans l'unique but de pres-
crire *quelque chose*. Mon *expérience* ne
m'avait pas encore mis sur la voie du siége
et de la nature de la rage, ni du *traitement curatif* qu'il convient de lui opposer,
suivant moi, bien entendu. — Desirez-
vous savoir pourquoi je m'en tins à cette
médication, MM. les Commissaires ? Je
né demande pas mieux que de vous le
dire. Or, voici mes raisons : 1° l'Académie
royale de Médecine, les Facultés et les
Ecoles secondaires, n'ont pas encore jugé
à propos de nous indiquer le *meilleur traitement curatif* de la rage humaine confirmée ; 2° en pareil cas, je n'ai confiance aucune dans les *saignées coup sur coup*,
c'est-à-dire jusqu'à extinction de chaleur
naturelle ou *a la Sangrado*, dans les *sangsues en masse*, dans les *bains de surprise,
de violence*, etc., etc., etc. ; 3° je me

3

» Le docteur Tavernier avait quelques raisons de soupçonner que la mort n'était peut-être pas due à la rage (1), mais à l'ingestion de l'arsenic : il fit part de ses craintes à M. le procureur du roi ; l'ouverture du cadavre fut ordonnée, mais on ne put trouver aucune trace de poison ; les voies digestives n'ont rien présenté d'anormal, la membrane muqueuse du pha-

permets même de douter de l'efficacité de la *morsure de la vipère* , ou du *serpent-à-sonnettes*. — Ces idées rétrécies arracheront sans doute un sourire de pitié aux grands faiseurs en médecine. Mais , que voulez-vous, MM. les Commissaires? Chacun sait que nous autres obscurs médecins de campagne , nous n'osons jamais nous jouer de la vie de nos semblables, comme les soi-disant notabilités médicales , qui ressemblent presque toutes à M. le chirurgien en chef du Grand-Hôpital de Milan.

(1) Ce médecin n'a donc jamais songé à *diagnostiquer des affections étrangères à la rage, probablement dans le but de rassurer madame Ivendoff*, comme vous venez de le dire dans votre rapport, MM. les Membres de la Commission, (p. 21 , lig. 1re et suiv. du supplément).

rynx n'offrait aucun indice de phlogose (1).

» Telle est, avec ses détails les plus importants, l'observation qui véritablement fait le fond du mémoire de M. Bellenger (2).

»Maintenant voici l'*expérience* annoncée par le titre même de son travail.

» Un mouchoir blanc ayant été donné à la baronne peu d'heures avant sa mort, M. Bellenger prit celui dont elle s'était servie, depuis l'invasion de la maladie : il était tout mouillé. M. Bellenger se retira *derrière* la maison ; il trempa une lancette

---

(1) Cette observation ainsi tronquée, ne peut donner une idée convenable de la maladie dont il s'agit. Il faut donc la lire dans mon mémoire, avec tous ses développements indispensables.

(2) Deuxième erreur grave de MM. les Membres de la Commission. — Ce qui *véritablement fait le fond de mon mémoire*, c'est cette observation, jointe aux 32 autres, dont ces messieurs n'ont pas dit le plus petit mot. Et cependant il était indispensable d'en parler, aussi bien que de tout le reste, pour remplir le vœu de l'Académie.

dans les derniers crachats, et se fit quatre
piqûres qui saignèrent un peu, deux à la
face postérieure ou dorsale du poignet
gauche, et deux à la face antérieure ou
palmaire.

» M. Bellenger raconte ensuite comment, pendant plus de six mois, il fut
horriblement tourmenté sur les suites de
sa témérité (1) ; voici du reste, dit-il, ce
que j'ai éprouvé, et ce qui m'a mis sur la
voie du *siége de la rage*.

» Du 9ᵉ au 15ᵉ jour ma salive devenait
plus visqueuse, et la déglutition s'exécu-
tait avec assez de difficulté ; j'avalais une
gorgée d'eau fraîche et j'étais rassuré. —
Pas l'*ombre* du plus petit bouton à la face
inférieure de la langue, e aux environs
du frein.

» Une certaine nuit cependant, c'était
celle du 45ᵉ jour depuis l'expérience, et
la baronne avait été prise au 45ᵉ jour !

(1) J'ai dit : ma *prétendue* témérité,
(p. 43, lig. 18).

M. Bellenger s'éveille, la bouche sèche et le bras gauche assez fortement engourdi ; il fut singulièrement effrayé, dit-il, et à mesure que son effroi croissait, sa gorge se serrait davantage ; plusieurs fois il porta la main au larynx ; car il lui semblait qu'il allait se coller contre la colonne vertébrale.

» Les choses en vinrent au point qu'il allait crier au secours ; mais dès qu'il eut de la lumière, il fut soulagé ; et à partir de cette époque, les symptômes se sont graduellement dissipés : enfin, depuis plus de trois mois, M. Bellenger est parfaite-tranquille (1).

» Passons actuellement aux propositions que ce médecin a cru devoir déduire de

_____

(1) Cette expérience est analysée avec le même bonheur, avec le même talent, que l'observation de Mme Ivendoff. Aussi fera-t-on bien de relire l'une et l'autre dan mon mémoire.

tous ces faits. Pour abréger, nous ne citerons que les points principaux (1).

» 1° La rage est une névrose qui a son *siége* dans les muscles constricteurs de la glotte ;

» 2° La rage est *toujours* le résultat d'une cause morale, la terreur ;

» 3° Les convulsions des muscles constricteurs de la glotte amènent la mort par suffocation ou par étranglement, *absolument* comme dans les cas de croup, d'œdème de la glotte, de corps étrangers engagés dans les voies aériennes, de pendaison, etc. ;

» 4° Le *seul* traitement rationnel et sû-

---

(1) MM. les Commissaires, au lieu d'abréger, et de vous amuser à *citer les points principaux*, suivant vous, il fallait discuter toutes mes propositions l'une après l'autre. Car, chacune d'elles est consacrée à la description de quelque phénomène important de la rage.

rement efficace de la rage confirmée, consiste dans les *trois* indications suivantes :.

» 1° Pratiquez de suite la laryngotomie, ou bien introduire une sonde de gomme élastique dans les voies aériennes, afin de s'opposer à la suffocation ;

» 2° Appliquer trois vésicatoires (extemporanés),un à la nuque et deux sur les parties latérales du cou ; déposer à leur surface, toutes les deux, trois ou quatre heures, un huitième, un sixième, ou un quart de grain d'un sel de morphine ;

» 3° Injecter dans l'estomac, à l'aide d'une sonde œsophagienne, des liquides glacés ou acidules.

» Maintenant, Messieurs, et avant de vous raconter le fait qui, s'il était exact, paraîtrait confirmer les vues thérapeutiques de M. Bellenger, nous devons ajouter quelques réflexions sur ces propositions :

» Vous connaissez tous les incidents de l'observation et de l'expérience qui lui ont servi de base.

» Quatre personnes sont mordues par

un chien présumé enragé ; trois d'entre-
elles, cautérisées sur-le-champ, ou à-peu-
près, n'éprouvent aucun accident sérieux ;
la dernière qui ne se fait cautériser que le
quatrième jour, devient enragée au bout
de 45 jours, et meurt après 13 heures de
souffrances. Ce sommaire que nous nous
sommes bornés à transcrire, appartient à
M. Bellenger.

» Nous ajouterons que de ces quatre
personnes, les trois qui ont survécu sont
précisément celles qui redoutaient le plus
les morsures de l'animal, et celles qui,
par cela même, ont eu recours ou à une
prompte cautérisation, ou à quelques me-
sures de précaution ; car M. Bergeron s'est
borné à quelques lotions d'alcool camphré (1).

(1) Il est au moins étrange d'entendre
MM. les Commissaires nous affirmer « *que
de ces quatre personnes*, qu'ils n'ont jamais
connues, *les trois qui ont survécu sont précisément celles qui redoutaient le plus*, etc.

» Eh bien! de ces faits si patents, si clairs, M. Bellenger conclut 1° qu'il n'y a pas de virus lyssique ; 2° que dans tous

---

et celles qui, par cela même, etc. jusqu'à camphré....» Il n'est pas permis à des hommes graves d'avancer de pareilles choses, sans en être matériellement sûrs.....

Moi, qui ai connu ces quatre personnes, je soutiens à MM. les Membres de la Commission que Mme Ivendoff, avec son organisation éminemment nerveuse et irritable, cautérisée au bout de quatre jours seulement, a dû éprouver à elle seule, après la mort de son griffon, plus de peur et de frayeur que les trois autres ensemble. — Au lieu de la cautériser si tard, il eût bien mieux valu lui dire et lui redire, lui jurer, lui prouver que son chien n'était pas enragé. Si l'on se fût comporté ainsi, les résultats auraient été bien différents.

Quant au prétendu courage de cette

les cas, la seule cause de la rage est la *frayeur*.
— Il n'est pas besoin de dire que vos Commissaires qui, à cet égard, partagent la commune croyance, n'ont pas été ébranlés par les raisons de M. Bellenger, et que son observation leur a paru plutôt propre à confirmer la doctrine généralement admise, qu'à la faire rejeter (1).

---

dame, pendant sa maladie, il ne m'en a jamais imposé. Cai je sais, par expérience, que les poltrons ne sont pas les moins fanfarons.

(1) De ces quelques lignes, je suis en droit de conclure que MM. les Membres de la Commision n'ont lu que la table de mon mémoire. — Qui pourra jamais croire qu'un médecin ait eu l'ineptie de tirer *pareille conclusion* d'un *seul fait !!!*
Oui, avec Bosquillon, Flamant de Strasbourg, et bien d'autres médecins illustres, je soutiens, 1° que le virus lyssique est une *chimère ;* 2° que la rage humaine confir-

» M. Bellenger objecte que les individus qui se sont fait cautériser ont mis un
retard qni, pour l'un d'eux , a pu aller

mée, dans tons les cas et chez tous les individus , sans aucune exception , est le
résultat de la TERREUR , et non de la
frayeur, MM. les Commissaires, (car j'éta-
blis une très-grande différence entre ces
deux causes)…. L'observation de madame
Ivendoff, les *trente-deux* consignées dans
mon mémoire, et *mi'le autres* toutes semblables, disséminées dans nos 400 monographies, sont les faits patents, clairs et
irréfragables, MM. les Commissaires, qui
mettent hors de doute la vérité de cette
opinion.

Au reste, je n'ai jamais eu la prétention
d'empêcher MM. les Commissaires de par-
tager la commune croyance , ni de les
ébranler par mes raisons….. Qu'ils nous
disent seulement *ce que c'est que la rage
confirmée*, et quel est le *meilleur traitement curatif* qu'il convient de lui opposer:

jusqu'à 5o minutes, et que le virus, s'il avait existé, aurait été déjà absorbé ; il cite comme contre-épreuve ce qui arrive pour l'inoculation du vaccin, qu'on *juge* complète, suivant lui, (comme suivant bien d'autres sans doute),après 8 ou 10 minutes, puisqu'alors on fait rhabiller les enfants.

» M. Bellenger confond la dessiccation avec l'absorption : on fait rhabiller les enfants après 8 ou 10 minutes, parce qu'on juge que la petite plaie qni résulte du vaccin est *sèche*, que le vaccin ne peut plus être essuyé. Mais, qui oserait soutenir qu'alors on pourrait cautériser impunément ces mêmes plaies, et que le vaccin ne réussirait pas moins bien (1)?

je ne leur en demande pas davantage, pour le plus grand bien de l'espèce humaine.

(1) J'en demande mille pardons à MM. les Commissaires, mais je n'ai pu con-

» La Commission aurait bien d'autres
argumens à opposer aux idées de M. Bel-

---

fondre la *dessiccation avec l'absorption*,
puisque je n'ai parlé ni de l'une ni de l'autre. — J'ai dit seulement, et je prétends
encore, avec Bosquillon, Flamant et beaucoup d'autres, que tous les *virus connus*,
prouvés, *s'inoculent parfaitement bien*, et
que s'il n'en est pas de même pour le *virus*
rabien, c'est que le *virus rabien n'existe*
pas.... Et la preuve qu'il n'existe pas, c'est
que des individus, convenablement cau-
térisés sur-le champ par des maîtres en
chirurgie, n'en sont pas moins devenus
enragés, au bout d'un temps plus ou moins
long. Pourquoi? parce que tous les moyens
cautérisans du monde ne peuvent arrêter
les funestes effets de la *terreur* (et non de la
frayeur, comme vous l'avez écrit, MM. les
Commissaires). Pour oser nier ce que j'a-
vance ici, il faut ne pas avoir la moindre
idée de la toute-puissance de cette cause
morale. (Rel. les pag. 75, 76, 77 et suiv.)

4

lenger : comment en effet expliquer , par
le seul fait de l'influence morale , la pro-
pagation de la rage chez d'autres chiens ,
chez des chèvres, des vaches, des chevaux,
qni , assurément, après la douleur passée ,
n'éprouvent aucune frayeur ; et la contagion
chez des enfants , des hommes même qui
sont devenus enragés, après avoir *complétement oublié* qu'ils avaient été mordus ?
Mais il aurait été fastidieux d'insister sur
ces faits (1).

---

(1) Comme je l'ai toujours dit , en ma
qualité de médecin , je ne m'occupe que
de la rage humaine. La rage zootique,
chez le chien, le chat, le loup , le re-
nard , le cheval , la vache , la chèvre ,
le mouton , le bœuf , le canard , l'oie ,
le coq , la poule , le dindon , etc. ,
etc. , etc. , est du ressort de la médecine
vétérinaire. — Avec Bosquillon, Flamaut
de Strasbourg , et une foule d'autres ,
je me permets de penser que toutes les
comparaisons plus ou moins banales,

» Revenons aux propositions de M. Bellenger sur le siége de la rage et sur sa médication.

---

que l'on établit, depuis trop long-temps,
entre ces deux affections *si distinctes*,
ne peuvent en imposer qu'à ceux qui
croient tout sur parole, ou qui n'ont pas
suffisamment étudié la rage humaine. —
Ce qui ne m'empêche de m'en rapporter
à MM. les Commissaires, qui nous *assurent
qu'après la douleur passée, les chiens, les
chèvres, les vaches, les chevaux, n'éprouvent aucune frayeur.....*

Je supplie MM. les Membres de la Commission d'avoir la bonté de nous faire connaître seulement *une demi-douzaine d'observations*, bien authentiques, convenablement détaillées, et dues à des auteurs connus, dignes de foi, *d'idiots* ou *d'enfants
de 2 à 3 ans, qui soient réellement morts
de la rage*..... MM. les Commissaires auront beau feuilleter et refeuilleter nos 400
monographies, ils n'en trouveront pas
une seule. (Revoy. les pages 165 et 166).

» Il serait d'abord *assez étrange* que la terreur, passion qui agit *si diversement* sur les hommes, qui jette les uns dans une prostration complète, qui paralyse en quelque sorte tous les ressorts de l'économie, qui jette les autres dans la stupeur, qui amène des aliénations, etc., il serait assez étrange que cette terreur, après une morsure de chien, *morsure d'ailleurs très-innocente en elle-même*, allât déterminer invariablement et constamment la convulsion tonique des muscles constricteurs de la glotte ; mais laissons-là les raisonnements, et voyons les faits. — Que se passe-t-il ordinairement dans les accès d'hydro-

Quant aux hommes dont parlent MM. les Membres de la Commission, je voudrais b'en savoir comment ces Messieurs ont pu s'assurer que ces individus *sont devenus enragés, après avoir complétement oublié qu'ils avaient été mordus.* — Assurément MM. les Commissaires, il n'eût pas été *fastidieux* de nous l'apprendre,

phobie ? N'y a-t-il que des menaces, que
des symptômes de suffocation ? et cette
suffocation est-elle le fait dominant, ex-
clusif, celui du 'moins qui rend raison
de tous les autres accidens ? Non, assurément. Il y a des convulsions ; le plus
souvent elles sont instantanées et générales
les (et reviennent *toujours par accès*, deviez-vous ajouter, MM. les Commissaires); on voit à la fois les muscles de la
face, ceux de la poitrine, ceux des membres même tantôt convulsés et tantôt re-
lâchés. Les malades *se plaignent parfois*,
(c'est-à-dire toujours), *d'étouffer* ; mais
c'est comme dans certains empoisonne-
ments, (lesquels, s'il vous plaît ?) c'est par
l'effet d'une *constriction générale* de la
poitrine (archi-faux) ; tous les muscles
qui contribuent à l'acte respiratoire sont
convulsés, de sorte qu'*à priori* rien ne
prouve que l'ouverture de la glotte suffi-
rait pour faire cesser et cet étouffement
et tous les accidents (1).

_____

(1) Avec MM. les membres de la com-

» D'un autre côté, l'expérience tentée
par M. Bellenger sur lui-même, est-elle de

mission, je reconnais qu'il y a autant d'es-
pèces de terreurs que d'objets *terrifiants*.
C'est précisément pour cela que la *terreur*
de la rage engendre invariablement et
constamment la *rage*, comme la terreur
du choléra produisait toujours le choléra.
— L'ambassadeur de Naples, le portefaix
de Varsovie, et une foule d'individus de
tous les pays, frappés de l'épidémie par la
seule influence de cette cause, sont la
preuve irréfragable de la seconde assertion, et tous les *enragés* de la première. — La même cause, *matérielle* ou
morale, détermine toujours les mêmes
effets, chez tous les individus sans exception. La peur ou la frayeur d'une araignée,
d'un crapaud, d'une couleuvre, d'une vipère, ou de tout autre reptile, agit toujours de la *même manière* sur tous les su-
jets, qui ont peur ou frayeur de ces di-
vers animaux.... En cela, ce me semble,

nature à prouver la non-existence du virus lyssique, agissant du chien sur l'homme?

---

il n'y a rien de très-étrange. Mais ce qui l'est au-delà de toute expression, c'est d'entendre MM. les Commissaires nous dire que la morsure d'un chien enragé est *très-innocente en elle-même* (car ici nous ne parlons que de l'animal qui se trouve en cet état). Et cependant, ces messieurs viennent de nous assurer qu'*ils partagent la commune croyance*, et que nos raisons, qu'ils ne connaissent guère, *ne les ont pas ébranlés*. — Or demandez donc à tous ceux qui partagent la commune croyance, s'ils regardent ces sortes de morsures comme très-innocentes en elles-mêmes? Non, certes. Car nous avons entendu dire, maintes fois, à des personnes qui ne manquent ni de courage, ni de sang froid, qu'elles se brûleraient immédiatement la cervelle, si jamais elles étaient mordues par le chien le plus sain, *tué pour enragé*. (Voy. les pag. 95 et 96).

non, certainement, puisque M. Bellenger
n'a pas opéré avec la bave du chien enragé,

Avec MM. les Commissaires, je reconnais encore que l'enragé ne fait aucune
menace, pendant l'accès. Car, en cet affieux
moment, il suFFROQUI, absolument comme
si on lui enfonçait le pouce avec force,
dans la partie antérieure du col. — Pendant l'accès, les malades ne se plaignent
pas plus d'étouffer, que ne le fait un homme que l'on vient de pendre. Et comment
le pourraient-ils ? ils étouffent tout vifs.
—Je soutiens à MM. les Commissaires que
ce formidable symptôme, la suffocation,
est le seul symptôme *pathognomonique* de
la rage; et qu'il suffit de reste, pour rendre parfaitement raison de tout ce qui
s'observe, durant les accès, tels que les convulsions générales, l'injection de la face
et du col, la saillie des yeux, l'émission
involontaire des urines et des matières fé-
cales, le priapisme chez l'homme avec ou
sans éjaculation, et la nymphomanie chez

mais avec de la salive humaine ; or, chacun

---

la femme, etc. (Voy. les p. 31 et 32). Ces symptômes sont constants et identiques chez tous les enragés. Il faut ne les avoir jamais vus pour oser les révoquer en doute.

Après chaque accès, le malade est plus ou moins complétement anéanti. Mais il revient à lui graduellement. Alors, il vous remercie, et vous embrasse même les mains, si vous l'entourez de soins affectueux. — Au contraire, il menace de vous mordre, si vous le brutalisez. Il espère ainsi se soustraire aux mauvais traitements qu'il redoute. Il n'est que trop certain de l'effroi que sa morsure inspire. (Voy. pages 31, 32, 35 et 36).

Mais admettons que je me trompe ; je le veux bien. Alors, MM. les Commissaires, je vous adjure, dans l'intérêt de l'art et de *l'humanité* tout entière, de nous indiquer au plus vite et la *nature*, et le *siége*, et la *meilleure médication* de la rage humaine.

sait qu'il n'existe pas encore dans la science
un seul exemple bien authentique de com-
munication rabique de l'homme à l'homme, *(et de l'homme au chien*, MM. les
Commissaires ? *)* — Ici nous ajouterons
comme *un fait bien remarquable*, que
*jamais animal herbivore n'a communi-
qué la rage à un autre animal*, *soit par
morsure*, soit par inoculation. (En serait-il
de même, MM. les Comm'ssaires, si le *virus lyssique* n'était pas une *chimère*?)—(1).

(1) MM. les Commissaires, mon *expérience*, jointe à *celles* du médecin de Tours
dont m'a parlé M. Trélat, prouve d'abord
contre l'expérience du virus hydrophobique ; ensuite, contre *l'expérience*, faite en
1813, à l'Hôtel-Dieu de Paris, par vos
très-honorables collègues, MM. Breschet et
Magendie. — Bosquillon, Flamant et beaucoup d'autres, contestèrent bien, dans le
temps, la vérité de cette dernière. Mais
enfin, tout cela ne suffisait pas : il fallait
lu opposer autre chose que des négations.

» M. Bellenger se figure (note 2, p. 52)
que tous les médecins, excepté lui, ont une
grande frayeur d'être mordus par les enragés, et cela, parce que tous (vous deviez
dire, *la plupart*), croient à un virus lyssique. Ce médecin est dans l'erreur ; les enragés sont traités avec humanité dans nos
hôpitaux, et M. Caillard, en particulier,
ne craint pas d'introduire ses doigts jus-
que dans le fond de leur bouche, lorsqu'il
le juge nécessaire (1).

Or, c'est ce que j'ai fait. Et j'espère fortement n'en pas rester là, si l'Académie veut
y mettre tant soit peu de bonne volonté.
(Voyez la note p. 13 et 14).

(1) J'en demande bien pardon à MM. les
Commissaires, mais je n'ai pas dit un mot
de tout cela. Et cependant, j'aurais pu affirmer, comme c'est vrai, que je connais
beaucoup de médecins qui ont une frayeur
extrême de la rage, et qui ne seraient au-
cunement ravis d'avoir à soigner des pa-
tients, atteints de cette maladie.—Au sur-

» L'unique expérience de M. Bellenger h'est donc rien moins que concluante (1).

» Il s'est inoculé quelque peu de salive, recueillie sur le mouchoir de la baronne Ivendoff : mais rien ne prouve d'abord que *l'absorption* ait eu lieu (sans doute, à cause de la *dessiccation*), et ensuite, *rien ne prouve aujourd'hui que la salive humaine ait un pouvoir contagieux dans le cas de rage* (2).

---

plus, la note 2 de la page 62 est là, pour me justifier de l'erreur commise par MM. les Membres de la Commission.

(1) Ceci est très-vrai. Mais cette *expérience*, jointe à *vingt autres*, et à *celles* que je suis tout prêt à réitérer, *en pleine Académie*, deviendra, je pense, on ne peut plus concluante

(2) MM. les Membres de la Commission seraient-ils assez bons pour me permettre de prendre acte de ces paroles : « RIEN NE PROUVE AUJOURD'HUI QUE LA SALIVE HU-MAINE AIT UN POUVOIR CONTAGIEUX DANS LE

» Maintenant nous sera-t-il permis de faire remarquer à M. Bellenger que les expériences, pour avoir de la valeur, pour avoir véritablement une portée scientifique, doivent être faites et répétées en public. Puisque M. Bellenger cherchait, par

---

CAS DE RAGE.... » Donc, MM. Ribes, Guéneau de Mussy, Marc, Barthélemy, Dubois d'Amiens, et l'Académie tout entière, nient aussi *la vérité de l'expérience* de MM. Breschet et Magendie. — MM. les Commissaires, veuillez agréer mes remercîments, et les faire agréer à l'Académie. Car, j'ai tâché moi-même d'en démontrer la fausseté. (Voy. la note p. 13 et 14, et le *dict. de médecine et de chirurgie pratiques*, t. 14. p. 107).

Si l'expérience de MM. Magendie et Breschet eût été vraie, n'y aurait-il pas eu, dans la mienne, plus que de la témérité?... Qu'en pensez-vous, MM. les Membres de la Commission?

tous les moyens possibles, à rassurer
Mme Ivendoff, pourquoi va-t-il, tout seul,
se cacher derrière un mur pour faire ses
piqûres? (si MM. les Commissaires avaient
été là, je les aurais priés de me faire ces
piqûres.) Il fallait s'inoculer en présence
de cette dame ; cela aurait cadré parfaitement avec son système ; il aurait pu, alors
que cette dame lui montrait sa salive en
s'écriant qu'elle était enragée, il aurait pu
lui dire, avec autorité : non, madame
vous ne l'êtes pas, en voici la preuve ; tan-
dis qu'il se contentait de lui en donner
sa parole d'honneur (1).

_____

(1) Me sera-t-il permis, à mon tour, de
rappeler à MM. les commissaires que *j'ai
proposé de réitérer mon expérience*, autant de fois qu'on le voudrait, devant l'A-
cadémie, et la Faculté tout entières.... Si
ces messieurs m'avaient écouté, ou lu mon
fragment de 4o pages, avec moins d'attention, ils ne l'auraient pas oublié. (Voyez
les pages 13 et 76).

» Mais en voici assez sur ce sujet, repre-
nons la médication proposée par M. Bellenger.

·» Suivant ce médecin, tout le danger
vient de la suffocation, et la mort n'arrive

Si MM. les Membres de la Commission
avaient lu la *page* 34, d'une manière plus
inattentive, ils auraient vu que *ma parole
d'honneur* avait suffi, pour rassurer complétement Mme Ivendoff. Car, jusqu'à sa
mort, elle ne reparla plus de la rage. — Il
était donc inutile de m'inoculer en sa présence.... Au reste, ce jour-là, c'était pour
moi, uniquement pour moi, que je faisais
cette expérience : afin de savoir au juste
à quoi m'en tenir sur la salive ou bave
écumeuse des enragés, laquelle contient,
dit-on, le prétendu virus hydrophobique.
— Mais aujourd'hui, je suis TOUT PRÊT *à
me faire inoculer pour les autres, pour rassurer le public....* MM. les Commissaires,
ayez la bonté d'engager l'Académie à ne
pas dédaigner ma proposition.

que par asphyxie. Alors pourquoi trois vésicatoires, pourquoi de l'acétate de morphine et des liquides glacés dans l'estomac? Mais nous n'insisterons pas sur cette complication; voyons le grand et décisif moyen : la *laryngotomie* (1).

___

(1) Oui, **MM.** les Commissaires, il me semble que des *accès de suffocation*, violents, longs, et fréquemment répétés, doivent amener la mort par *asphyxie*, en très-peu d'heures. (Car, les sources de la vie, comme toutes les choses d'ici-bas, sont loin d'être inépuisables.) Or, c'est-là ce qu'on observe constamment chez les enragés, et pas *autre chose*. — D'ailleurs, si l'un de **MM.** les Membres de la Commission voulait avoir la bonté de me confier son cou, toutes les heures, pendant une ou deux minutes seulement, je démontrerais à l'Académie que la *suffocation* suffit *seule*, pour rendre parfaitement raison de ce qui se passe dans les accès de rage, tels que les convulsions générales, l'injection de la

» M. Bellenger a senti lui-même que, lorsqu'on se propose de signaler, dans le

_____

face, du col, etc. (Revoir la note de la p. 44 du supplément). — Quiconque voudra méditer les pages 79, 80, 81, 82, 83, 93, 94, 95 et 96, se convaincra de *l'affreuse situation morale* d'une personne mordue par un animal enragé, ou prétendu tel.

Pourquoi trois vésicatoires, et de l'acétate de morphine déposé à leur surface, me demandez-vous, MM. les Commissaires? — Afin de pacifier le spasme laryngien, comme je l'ai dit, pag. 63. — *Pourquoi des liquides glacés dans l'estomac?* — Afin d'étancher la soif brûlante de l'infortuné patient, *qui ne peut et n'ose boire,* comme vous savez, MM. les membres de la Commission. Ce qui fit dire à Celse, il y a 18 siècles passés, avec autant d'énergie que de raison : « *Miserrimum morbi genus, in quo simul æger et siti, et aquæ metu cruciatur...* »

Qu'appelez-vous *complication,* MM. les

sein d'une Académie ou par le moyen de
la presse, un nouveau mode de traitement, il faut avoir des faits par devers
soi (1).

Commissaires? — Les moyens dont je
viens de parler, ne sont rien moins qu'une
complication. Ce sont les *auxiliaires rationnels* de la laryngotomie, ou de la sonde
introduite dans les voies aériennes. *Indispensables* tous les trois, ils concourent
ensemble à amener la guérison, et à la
consolider.

(1) Dans une maladie comme la rage, si
peu connue aujourd'hui même, malgré
nos 400 monographies, il est du devoir
de tout médecin, qui aura fait des recher-
sur cette affection et l'aura spécialement
étudiée, de proposer, pour *traitement
curatif*, tout ce qui lui paraîtra rationnel,
sans même avoir *un seul fait par devers
lui*.... Il n'y a d'exception à cet égard,
que pour les *saignées à blanc*, les myriades
de *sangsues*, conseillées par de très-graves

, * M. Bollenger avait un fait à citer; c'est
le dernier point que nous aurons à examiner (1).

Académiciens, pour les *bains de surprise*,
de violence, la morsure de la *vipère*, ou
toute autre médication pareillement ano-
dyne.

(1) Troisième erreur grave de MM. les
Commissaires. — Ce fait n'était pas le
dernier point que vous aviez à examiner,
Messieurs.... Quoi ! vous vous arrêtez à la
70° page de mon mémoire!!! Vous vous
permettez de juger une œuvre, dont vous
connaissez 40 pages à peine!!! Mais vous
deviez aller jusqu'à la 167° inclusivement,
pour faire un bon et loyal rapport... Chacun assurément trouvera votre manière de
procéder tout-à-fait indigne d'une assemblée, *vraiment Académie*. — Fort heu-
reusement, il sera notoire bientôt que vos
seigneuries tiennent infiniment plus à
leurs clients dorés, qu'au progrès scientifique et humanitaire.

» Après avoir formulé mes propositions,
dit M. Bellenger, je les communiquai à
un savant médecin, qui m'honore de son
amitié (66), (*et s'est beaucoup occupé de
recherches sur la rage*, deviez-vous ajouter, MM. les Membres de la Commission);
il les approuva de tout point.... Quelque
temps après, il partit pour un voyage
scientifique dans le nord de l'Europe.

» Le 26 mai de l'année dernière, M. Bellenger reçut de ce médecin une lettre, qui
confirmait pleinement l'efficacité de sa nouvelle méthode. Voici un *résumé* de cette
lettre (1), c'est le médecin voyageur qui

(1) Je n'ai pas besoin de répéter que *le
résumé de cette lettre* est fait avec le même
bonheur, le même talent, le même scru-
pule, la même bonne foi, que le résumé
de l'observation de Mme Ivendoff et de mon
expérience. C'est donc toujours dans mon
mémoire, qu'il faut relire ce que le quin-
tumvirat académique a eu l'obligeance de
résumer. On ne peut en avoir une idée
saine autrement. (Voy. p. 66 et suiv.)

parle : « Me trouvant dernièrement dans un village aux environs de Hambourg, j'appris qu'une jeune fille de 17 ans, mordue, deux mois auparavant, au bas du mollet droit, était devenue enragée, depuis le matin, et que les parents, (*dont le désespoir égalait l'effroi* — légère omission de MM. les Commissaires), consentaient à ce que l'on fît périr leur enfant au plus tôt, n'importe par quel moyen. Je me rendis aussitôt dans la maison de la malade. (Suit une description de l'état de cette jeune fille, description telle que vos Commissaires y ont plutôt reconnu des *symptômes d'hystérie* que des symptômes d'hydrophobie. (1)...) — Dès que j'eus mes instrumens, ajoute le médecin, je m'empressai de pratiquer la laryngotomie : une

---

(1) Si MM. les membres de la Commission avaient écouté d'abord, et ensuite lu cette observation (p. 66 et suiv.), avec une attention moins scrupuleuse, il est probable que ces messieurs y auraient reconnu des

canule fut maintenue à demeure dans l'or-

---

symptômes *d'hydrophobie très-réelle*, et
non des symptômes d'hystérie. — Sa simple lecture n'a pas permis à plusieurs confrères, d'ailleurs fort difficiles à convaincre,
d'y reconnaître *autre chose* que *la première* de ces affections. Elle leur a même
paru des mieux caractérisées.... Mais, à
quoi bon tout cela? Je renvoie MM. les
Commissaires à la lettre de M. Dubois
d'Amiens, écrite en leur nom, le 14 décembre 1837. Ces messieurs y ont dit po-
sitivement : « *la Commission regarde le*
DOCUMENT *du docteur Wolf comme* TRÈS-
PRÉCIEUX, *relativement aux questions que
vous agitez dans votre mémoire...* »

Après cette phrase si explicite, ne doit-
on pas s'émerveiller, à bon droit, des
symptômes d'hystérie, découverts plus tard
par MM. les Commissaires, dans l'observation de mon ami, le médecin voyageur?....

verture. — Un verre d'eau très-froide et vinaigrée fut injectée dans l'estomac, à l'aide d'une sonde œsophagienne ; trois vé sicatoires appliqués (*aux parties latérales du col et à la nuque*), et de l'acétate de morphine déposé à leur surface, (*et re nouvelé, à distance convenable*, MM. les Commissaires).

» Ces moyens amenèrent un amende ment *miraculeux*.

» Une espèce de suffocation *sourde* était survenue, cinq heures après l'opération ; mais je la fis cesser, en insufflant avec pré caution, un peu d'air par l'ouverture arti ficielle, et je pansai les vésicatoires, comme ci-dessus.

» Le 4° jour, la malade put boire seule, le 5°, la guérison était complète. »

» Lorsque M. Bellenger a communiqué le contenu de cette lettre à l'Académie, nous n'avons pu nous empêcher de remarquer que deux faits importants n'avaient pas été mentionnés par lui :

» 1°. Le nom du village où cette cure

extraordinaire avait eu lieu (1).

» 2°. Le nom du médecin qui avait fait cette même cure.

» Aussi, l'un de nos collègues, M. Gérardin, sans engager de discussion, bien entendu, avec M. Bellenger, s'empressa de lui demander, à titre de renseignement, le nom du médecin.

» M. Bellenger s'y est refusé pour le moment; du reste, il promit de l'indiquer à la Commission. Nous avons reçu en effet, peu de jours après, une lettre de M. Bellenger qui nous donnait copie textuelle d'une partie du document (TRÈS-PRÉCIEUX),

---

(1) Aujourd'hui encore, j'ignore le nom de ce village.... Mais qu'importe? Ce n'est pas de cela qu'il s'agissait. Il s'agissait de dire si la médication que je propose, n'est pas préférable aux phlébotomies à blanc, aux myriades de sangsues, à la morsure de la vipère, etc., etc., etc.... C'est là-dessus qu'il fallait vous prononcer, MM. les Membres de la Commission.

à lui envoyé par le médecin voyageur. C'était une tête et une fin de lettre, l'observation ayant été déjà copiée (66) dans le mémoire, lu *(en si minime partie)* à l'Académie, et déposé entre nos mains.

(Ici se trouve un tout petit *résumé* de la lettre du docteur Wolf, élaboré par MM. les Commissaires. Comme ce petit résumé ressemble de tout point à ceux dont ils m'ont déjà gratifié, je me dispense de le copier... Que l'on revoie plutôt la *tête* et la *fin* du *document très-précieux*, à moi envoyé par le médecin voyageur, mon ami. Elles sont en toutes lettres dans le supplément, immédiatement avant l'épître de M. Dubois d'Amiens, écrite au nom de la Commission, le 14 décembre 1837.)

» La Commission après avoir pris connaissance de cette copie, dans laquelle il n'est pas fait mention encore du lieu précis où s'était passé ce fait, la Commission ne put se rendre compte du motif qui avait empêché M. Bellenger de proclamer tout d'abord le nom de son correspondant; elle ne

sut que penser de l'obscurité dans laquelle
un fait aussi extraordinaire, aussi important à connaître, était resté plongé, et
surtout lorsqu'il avait eu lieu à peu de distance d'une ville comme Hambourg, ville,
où se trouvent assurément des praticiens
éclairés, et qui auraient dû s'empresser de
publier les résultats de *l'expérience* faite
avec tant de succès par M. Wolf (1).

_____

(1) Et qu'importe que *la Commission
n'ait pu se rendre compte du motif qui
m'avait empêché de proclamer tout d'abord
le nom de mon correspondant....* La commission aurait dû s'occuper de la recherche
de ce *motif* un peu moins, et beaucoup
plus de toutes les pages de mon mémoire,
qui viennent après la 70ᵉ. — A quoi bon,
d'ailleurs, proclamer tout d'abord le nom
de mon correspondant, pour m'entendre
dire, comme c'est trop souvent l'usage en
ce haut lieu : « Qu'est-ce que c'est que le
» docteur Wolf? qu'est-ce qui connaît le
» docteur Wolf? MM. les Académiciens

» Aussi, désireux, que nous étions, de
donner à ce fait tous les caractères d'une

» ont-il déjà entendu parler du docteur
» Wolf? etc., etc., et bien d'autres ques-
» tions non moins agréables.... »

Pour moi, qui connais ce médecin, et
qui m'honore de son amitié, je sais qu'il
n'a pas voulu que son *admirable cure* fût
publiée par d'autres que par *moi*. Si telle
n'eût pas été son intention, il aurait bien
pu la publier lui-même, sans recourir à la
plume des praticiens éclairés de Hambourg.
MM. les Commissaires, appeler cette
guérison, obtenue par des moyens rationnels et humains, une *expérience*, c'est
abuser étrangement des termes. Il faut
réserver ce vilain nom aux tentatives, qui
ressembleront à celles de M. Sornani.....
Oui, ce sont-là des *expériences*, et, qui
plus est, des *expériences infâmes*, capables
d'empoisonner à tout jamais, l'existence
d'un homme, qui n'aurait pas le cœur entièrement pétrifié.

irréfragable authenticité, aussi bien dans l'intérêt de la science que dans l'intérêt de M. Bellenger, nous avons décidé, à l'unanimité, qu'une *lettre* serait écrite à ce médecin (1), pour qu'il eût la bonté de nous communiquer la *pièce originale*. Nous regrettons d'avoir à dire à l'Académie qu'aucune réponse n'a été faite à la demande de la Commission (2).

----

(1) Cette lettre n'est autre que celle de M. Dubois d'Amiens, déjà connue, et écrite, comme on voit, au nom de la Commission tout entière.

(2) Je remercie infiniment MM. les Commissaires de leurs dispositions bienveillantes à mon égard. Mais cependant, je dois leur rappeler, encore une fois. que, dans *l'intérêt de la science* et de L'HUMANITÉ surtout, ils auraient dû rendre fidèle compte des 127 pages, qu'ils n'ont pas même lues.... En vérité, je ne sais que penser d'un pareil oubli, si toutefois ce n'est-là qu'un oubli. — Quant a la *pièce*

» Maintenant', messieurs, il ne nous

originale, elle a été envoyée, le 26 mars, et gardée 15 jours, comme je l'ai dit. Mais elle est parvenue trop tard. Ce n'est pas ma faute; c'est la faute de la Commission, qui a trop dépêché son rapport, et pour cause, sans doute.... Car, tout le monde sait que les Commissions Académiques ont la noble et antique habitude d'examiner ce qu'on leur soumet, avec une lenteur excessive, et souvent désespérante. — A la rigueur, j'aurais pu me dispenser d'envoyer cette *pièce originale*, qualifiée par MM. les Commissaires à l'unanimité, dans leur lettre du 14 décembre, de *document* TRÈS-PRÉCIEUX, *relativement aux questions agitées dans mon mémoire*. — Sans être curieux, je ne serais pas fâché de savoir comment il a pu se faire que la copie d'un *document si précieux*, n'ait été *bonne à rien*.... Si M. Dubois d'Amiens voulait avoir la bonté de me dire le fin mot de tout cela, je lui en aurais mille obligations.

reste plus qu'à *nous résumer sur le mérite du travail* (1) de M. Bellenger, et à vous soumettre nos conclusions :

» Vous avez vu qu'il y a trois faits principaux dans ce travail, (*sans compter les autres*, bien entendu); 1° l'observation sur la maladie de la baronne Ivendoff; 2° l'expérience faite par M. Bellenger sur sa propre personne; 3° l'application de sa méthode faite par M. Wolf (2).

---

(1) Quatrième erreur grave de MM. les commissaires. — Ces messieurs véulent dire « *le mérite des 40 pages que je leur ai lues ....* » Car, ils n'ont pas jugé à propos de s'occuper des 127 autres, comme ils ont daigné nous l'apprendre, au commencement de leur rapport. (pag. 16 du supplément, lig. 3 et suiv.).

(2) Ces *trois faits* sont renfermés dans 40 pages. Ainsi, suivant MM. les membres de la commission, les 127 autres *ne servent à rien....* Ces messieurs auraient dû au moins les lire, pour prononcer en connaissance de cause.

» Le récit de l'observation n'a rien offert de nouveau, d'extraordinaire à votre commission, si ce n'est l'aveuglement de madame Ivendoff sur la maladie de son chien, *malgré les avis d'hommes éclairés.* (1)

» *L'expérience* faite par M. Bellenger, ne pourrait, dans aucun cas, donner lieu à conclusion sur la non-existence d'un virus lyssique, et surtout sur la non-contagion du mal de l'espèce canine à l'espèce humaine (2).

---

(1) Comment, *malgré les avis d'hommes éclairés?* — Mais ces avis étaient *partagés, on ne peut plus partagés.* Car, M. Bergeron, qui a vu le chien de Mme Ivendoff, après M. Rouyère, *m'a juré sur l'honneur que ce chien n'était pas enragé.* (Revoyez les notes des pages 18 et 21).

(2) *L'expérience* que j'ai faite, MM. les Membres de la Commission, *celles* du médecin de Tours, et *toutes celles* que nous répéterons, lorsqu'il plaira à l'Académie, finiront par démontrer *l'inexistence du*

» Pour ce qui est de *l'application théra-peutique*, comme M. Bellenger n'en a pas, été *témoin*, comme elle a été faite dans un lieu ignoré, sans l'assistance d'aucun autre médecin, comme elle est privée enfin de ces caractères d'authenticité qui donnent une valeur incontestable aux observations, comme *il n'est pas prouvé enfin que la jeune fille fût réellement atteinte d'hydrophobie*, nous ne pensons pas qu'on puisse se prononcer sur ses résultats (1).

---

virus lyssique. Cette inexistence matériellement prouvée, on n'entendra plus parler de la *contagion du mal de l'espèce canine, ou autre, à l'espèce humaine......* Mais, afin d'obtenir ce résultat salutaire, il faut y mettre un peu plus de bonne volonté que MM. les Commissaires.

(1) Bien que je n'aie pas été témoin de cette *application thérapeutique*, je crois fermement à sa réalité, parce que je la tiens d'un homme capable, et digne de foi sous tous les rapports, d'un homme

» Que si maintenant, forcés que nous sommes de dépouiller l'idée de M. Beilenger de tout ce qui aurait pu lui donner une valeur expérimentale, nous ne la recevons

———————————

qui n'avait besoin de *l'assistance d'aucun confrère*, puisqu'il a pu sauver seul la malade.

Quand à l'observation de cette jeune fille, il suffit de la lire ; avec quelque peu d'attention, pour se convaincre qu'il s'agit d'*un cas d'hydrophobie des mieux caractérisés* ... Vous *l'avez reconnu vous-mêmes*, MM. les Commissaires, dans votre lettre du 14 décembre, à laquelle je vous renvoie encore... Comment se fait-il donc, MM. les Membres de la Commission, que votre langage du 3 février soit si différent de *votre écrit*, *à moi envoyé* deux mois auparavant?.... Quoiqu'il en soit, Messieurs, cette observation est *beaucoup moins extraordinaire* qu'une foule d'autres, consignées dans l'impérissable *Bulletin* de l'Académie royale de Médecine.

plus que comme une simple *proposition* ,
nous ne pourrons encore, même à ce titre,
la prendre en considération : si en effet la
maladie, contre laquelle il pi opose la laryngotomie (ou tout simplement l'*introduc-
tion d'une sonde* dans les voies aériennes),
est telle qu'il soit permis de hasarder quelque chose pour arracher des malheureux
à *une mort certaine* , du moins faut-il encore partir d'une supposition vraisembla-
ble : or, la proposition de M. Bellenger *a
paru* à la Commission n'être que la conséquence d'une hypothèse inadmissible, savoir : que dans la rage il n'y a pas autre
chose que *suffocation* (1).

___

(1) En s'opposant à la *prise en considé-
tion* , MM. les Commissaires étaient dans
leur droit. Mais ces messieurs ont eu le
plus grand tort, ce me semble, de n'avoir
pas rendu compte de mon mémoire *tout
entier* , puisqu'ils l'avaient solennellement
promis, pour se conformer au vœu de l'A-
cadémie.

» Quant à l'opinion de M. Bellenger sur la cause productrice de la·rage, opinion

---

Je me trompe sans doute, car les doctissimes auteurs du rapport me font l'effet d'ignorer que l'on a *arraché* plusieurs malheureux enragés *à la mort*, en les traitant par des moyens simples, rationnels, humains, et en s'attachant surtout à PACIFIER LEUR MORAL..... Quand MM. les Commissaires voudront, je leur en citerai plus d'un exemple.

Il paraît à MM. les MM. les Membres de la Commission (ainsi ils n'en sont pas très-sûrs) que, dans la rage, *il y a autre chose que* SUFFOCATION.....

Eh bien! *qu'y a-t-il? Quelle est la* NATURE *de la maladie*? Quel est le *locus dolens*, *où* SIÉGE *le mal? Comment* LA MORT *arrive-t elle? Et que doit-on faire pour* LA PRÉVENIR? — Daignez donc nous faire connaître *tout cela*, MM. les Commissaires. Vous ne pouvez maintenant vous en dis-

qui n'est autre que celle de Bosquillon,
la Commission, nous l'avons déjà dit,
n'est nullement disposée à l'adopter (1).

» En conséquence, nous avons l'honneur
de vous soumettre les conclusions suivantes :

penser.... A vrai dire, j'aurais cru que des
Membres de l'Académie royale de Médecine,
que des hommes comme MM. Ribes, Guéneau de Mussy, Marc, Barthélemy et Dubois d'Amiens, qui doivent être des aby-
mes de science, nous auraient appris posi-
tivement que, dans la rage humaine, il y
a TELLE CHOSE, qu'il faut faire TELLE CHOSE,
et rien de plus.

(1) MM. les Commissaires ont parfaitement raison ; mon *opinion* n'est autre que
celle de l'illustre Bosquillon, du professeur
Flamant, et d'un grand nombre de praticiens distingués de la France, de l'Angle-
terre, de l'Autriche, de la Pologne, de
l'Allemagne, et de toutes les parties du
globe.

' » 1° Le récit de la maladie de madame Ivendoff n'offre aucun fait nouveau dans l'histoire de la rage (1).

» 2° L'expérience tentée par M. Bellenger ne peut être regardée par l'Académie comme concluante en faveur de la doctrine soutenue par ce médecin. (2).

» 3° Jusqu'à plus ample informé, l'Académie ne peut se former une opinion sur les moyens thérapeutiques qui auraient été employés par M. Wolf(3). —(Adopté.)—

---

(1) Ceci est excessivement bien trouvé. Il est vraiment malheureux qu'on n'en puisse dire autant de *tout le rapport* de MM. les Commissaires.

(2) Je crois avoir déjà répondu à cela, dans la deuxième note de la page 67 du supplément. Ayez la bonté de la revoir, MM. les Commissaires.

(3) Si l'Académie et MM. les Membres de la Commission sont sincèrement désireux de se former une *opinion saine* sur les *moyens thérapeutiques*, employés par

7

Me trouvant dans l'impossibilité de rien

M. Wolf, je les supplie instamment d'y
recourir, dans l'occasion. Bien certainement
ils auront plus à s'en louer que des *phlébotomies à la Sangrado*, des myriades de
sangsues, bains de surprise, de violence,
etc., etc., et même que de la *nouvelle méthode thérapeutique* du grand Chirurgien
napolitain, l'un des Membres correspon-
dants les plus distingués du docte corps.

Cet admirable rapport, comme on en
expédie beaucoup pour la plus grande
gloire de cette illustre *Assemblée*, a été
inséié dans le *Bulletin* de l'Académie royale
de Médecine du 28 février 1838, tom. IIe,
n° 10, p. 431 et suiv. — J'ai été obligé de
corriger les fautes typographiques, dont il
fourmille, telles que *Ivandorf* ponr Ivendoff, *la mère* pour l'animal (p. 2, lig. 26 et
31), etc., etc., etc...... Toutes ces petites
négligences n'ôtent rien à l'omnipotence des
arguments académiques. Elles dénotent
seulement l'attention trop soutenue, avec

objecter à un rapport si merveilleux', si consciencieusement fait, et si puissamment motivé, j'adressai la lettre suivante à M. le Président de l'Académie royale de Médecine, le 11 mai dernier :

Monsieur le président,

Comme l'ont très - bien dit MM. les membres de la commission, mon *Mémoire sur la rage* renferme ; 1° une observation très-détaillée sur un cas [d'hydrophobie, dont la terminaison a été funeste ; 2° une *expérience* faite sur moi-mê-

laquelle MM. les Commissaires ont relu mon *fragment de 40 pages*, et le soin extrême qu'ils ont apporté à la rédaction, et correction de leur rapport..... Certes, si l'on voulait faire une très-mauvaise pièce à MM. Ribes, Guéneau de Mussy, Marc, Barthélemy et Dubois d'Amiens, ce serait de juger, *par un fragment*, de leurs ouvrages immortels.

me, avec la salive de l'énragée, dont il est question dans l'observation précédente ; 3° des propositions, au nombre de quatorze, sur la *nature*, le *siége* et le *traitement curatif* de la rage humaine confirmée ; 4° une conclusion motivée ; 5° trente - deux observations puisées au hasard, dans différens traités anciens et modernes ; en tout 167 pages in-32, non compris le mémoire de l'illustre Bosquillon, sur le même sujet.

Le 2 décembre 1837, j'ai eu l'honneur de lire, devant l'Académie, seulement *quelques pages* de mon opuscule. Après la séance, une commission fut nommée, et chargée de *faire un rapport* sur mon *Mémoire tout entier....* Comment se fait-il donc que MM. Ribes, Guéneau de Mussy, Marc, Barthélemy et Dubois (d'Amiens), se soient bornés à rendre compte des *quelques pages* que j'ai lues ? Comment se fait-il surtout que ces messieurs aient prétendu que, de *la seule observation* de madame Ivendoff, j'avais conclu que la rage humaine était produite non par un *virus*, mais par la tenʀᴇᴜʀ ? Ce n'est pas d'un *seul fait* que j'ai tiré cette conclusion, mais de ᴘʟᴜs ᴅᴇ ᴍɪʟʟᴇ, tous analogues aux seize dont je vous envoie l'analyse très-succincte.

Je me contenterai de consigner ici les 7 suivants :

1ᵉʳ.

« Deux frères, de Montpellier, furent mordus, à la même heure, par un chien enragé. L'un *enragea* 40 jours après, et *succomba*. — L'autre, parti pour la Hollande le lendemain de l'accident, n'en revint qu'au bout de 10 ans. A son retour, il apprit la fin tragique de son frère..... Frappé de cette nouvelle, il devint bientôt *enragé* et mourut.» (Obs. du célèbre Chirac, connue de tout le monde.)

N'est-ce pas un *virus bien étrange*, que celui qui *tue* l'un en quelques jours, et l'autre après 10 ans de santé parfaite ? Qu'en pensent MM. les membres de la commission ?

2ᵉ.

« Un jeune militaire, *épouvanté* par ses camarades, qui entrent à minuit dans sa chambre , éprouve à l'instant des *convul-sions affreuses*.—Des *accès de rage* se manifestèrent le lendemain. Il y en eut plusieurs jusqu'à 11 h. , époque de la mort.

» Dans les entr'accès, la respiration était à peine gênée. (Ce qui prouve qu'elle l'était beaucoup , pendant les accès.) Le malade assura *n'avoir jamais été mordu par aucun animal* , et ne chercha lui-même à mordre que dans les derniers accès.

» L'autopsie cadavérique *n'apprit rien de particulier* : la gorge contenait seulement une mucosité assez abondante. » (Pinel , *Nosographie philosophique* , t. III , p. 145, 4° édition).

3°.

« En janvier 1833 , M. le docteur Hermann Strahl est appelé pour donner des soins à un aubergiste, *mordu*, cinq semaines auparavant, par un chien *parfaitement sain* qu'il dressait pour la chasse. — Le malade n'en eut pas moins *plusieurs accès de véritable rage*. Dans un moment de fureur, il jeta à terre sa mère, âgée de 65 ans, et la mordit à la joue. — Au bout de 2 jours, il mourut. — Sa mère n'éprouva aucun accident, par suite de sa morsure. » (Obs. insérée dans le *Journal de Hufeland*, en décembre 1833, et publiée dans la *Revue Médicale*, cahier de mai 1834).

4°.

« Le 27 mai 1837, un jeune homme de 17 ans, fondeur en cuivre, est admis à l'hôpital de la Charité, et couché au n° 25 de la salle Saint-Jean, service de M. Sandras. — Le lendemain 28, *il meurt de la rage*, bien qu'il *n'eût été mordu par aucun animal.*

» L'autopsie cadavérique n'a fait découvrir *aucune espèce de lésion.*» (Obs. extraite du *Bulletin génér.* de thérap. médicale et chirurgicale, du 30 mai 1837.)

5°.

« Vaughan, célèbre médecin anglais, a vu plus de 20 *personnes, mordues par le même chien enragé,* échapper *toutes* aux suites de leurs blessures, excepté celle qui avait essuyé les premières atteintes de l'animal (et fut, pour cette raison, *frappée de terreur.*) — La plupart, cependant, ne *firent aucun remède :* les autres n'en firent que d'*insignifiants.* » (Andry, *Recherches sur la rage*, p. 189).

6ᵉ.

« De 22 habitants de Meynes, mordus par le même animal *enragé,* ou présumé tel, 17 *furent exempts de la maladie.* » (Sauvages, dissert., p. 6).

Les cinq qui la contractèrent, furent sans nul doute, *les plus terrifiés.* — Mais tous n'auraient-ils pas succombé, *empoisonnés par le virus,* si ce virus n'était pas une chimère ?

7ᵉ.

« De 14 personnes, mordues par une *louve enragée,* aux environs de Metz, deux meurent de la gravité de leurs blessures ; deux autres, après la guérison des plaies, sans offrir des signes évidents de rage. Claude Bodson *seul, périt* le cinquante-deuxième jour après l'accident, avec tous les symptômes de cette affection (ne serait-ce pas parce qu'il fut le plus *terrifié ?*) — Tous les autres *n'éprouvèrent aucun accident*, quoiqu'ils fussent *grièvement blessés*, et principalement Claude Leroy. Cet homme combattit avec la louve, pendant plus d'une heure. Il fut *mordu* au coude, au mollet, à la main, à la joue, dont une partie fut enlevée, et à la mâchoire, dont les chairs furent déchirées.» (Obs. de Ravelly, dans l'*Histoire du traitement fait à Senlis*, p. 14, par Andry).

Que les partisans du virus nous expliquent donc par quel miracle il n'en est pas resté le *plus minime atóme*, dans l'une des nombreuses plaies de Claude Leroy ? (1)

_____

(1) Mille faits de ce genre sont-ils donc sans importance, aux yeux de MM les membres de la Commission? Prouvent-ils que la *rage humaine confirmée* est le résultat d'un *virus*, ou de la *Terreur*? Prouvent-ils surtout que j'ai déduit, d'un seul fait, cette *conclusion*, qui n'aurait pas causé tant de surprise à MM. Ribes, Guéneau de Mussy, Marc, Barthélemy et Dubois d'A.

Pour ma part, M. le président, j'ai
déjà vu *deux cas* de rage humaine confirmée, avec terminaison funeste. La première fois, en 1829, et la seconde, le 1er
juillet 1836.—Depuis 1829, je me suis li-
vré à des recherches et à des études spéciales sur cette affection. J'ai lu et médité
les meilleurs traités des lyssographes. Eh
bien! malgré la divergence des opinions
de leurs auteurs, cette lecture n'a fait que
corroborer à mes yeux, le sentiment de
Bosquillon et du professeur Flamant, mon
ancien maître.

Je soutiens, en outre, qu'en lisant,
avec quelque peu d'attention, *seulement*
20 *observation*s de rage bien caractérisée,
il est impossible de n'être pas frappé de la
constance, de la persistance de ce formidable symptôme, la SUFFOCATION..... Je
me crois donc en droit d'en conclure que,
chez tous les individus sans exception, la

---

miens, s'ils m'avaient lu avec une attention moins soutenue?

mort arrive constamment *par asphyxie.*

Je réaffirme qu'à la suite de mon expériment du 1er juillet 1836, la *peur* et la *frayeur* ont déterminé chez moi, tous les *prodromes* de la rage..... Le *larynx* ayant été seul affecté, j'en ai conclu que cet organe était le *siége* de cette affection. Joignez à cela *l'altération constante de la voix*, qui finit toujours par aller jusqu'à la *raucité*, et vous n'aurez plus aucun doute à ce sujet. — La reproduction non moins constante de cette maladie *par accès* suffit de reste, ce me semble, pour démontrer sa nature *névrosique*, et non inflammatoire. — La cure opérée par le docteur Wolf, en suivant de tout point la *médication* que j'ai proposée, est venue donner un nouveau poids à ma conclusion.... Et pourtant, je sais fort bien *qu'un seul fait*, en médecine, n'est rien moins que concluant. Mais, dans une maladie combattue, maintes fois, par des moyens *absurdes*, *barbares*, *homicides*, n'est-il pas du devoir de tout médecin, ami de son semblable, de s'empresser de publier un traitement, qui lui paraît rationnel, ne comptât-il encore qu'un succès, même contestable?....

Monsieur le président, comme j'ai eu l'honneur de vous le dire, dans ma lettre du 26 mars dernier, je suis tellement convaincu de la NON-EXISTENCE du *virus hydrophobique*, que je suis tout prêt *à réitérer l'expérience*, que j'ai tentée sur moi-même. Lorsque l'Académie voudra, je me ferai inoculer, en sa présence, le prétendu virus lyssique, recueilli sur n'importe quel animal enragé.

Quant à l'incident élevé au sujet de la lettre de mon ami Wolf, j'en suis vraiment enchanté, car il me donne le droit d'adresser à l'Académie les paroles suivantes :

A. Le vœu de l'Académie n'a pas été rempli : elle voulait que MM. les membres de la commission lui rendissent compte de mon *mémoire tout entier*, et non de quelques pages. — En conséquence, je de-

mande à être entendu de nouveau, pro-
mettant de faire de mon mieux, pour ne
pas abuser des précieux momens de l'Académie. D'ailleurs, le sujet, à mon sens,
est des plus graves : il mérite à tous égards
d'être mûrement examiné, et ne saurait
être discuté trop sérieusement. N'est-il pas
désolant qu'avec nos *quatre cents mono-*
graphies, nous n'en soyons pas plus avan-
cés que du temps de Dioscoride, servile-
ment copié et recopié, Dieu sait combien
de fois, depuis tantôt deux mille ans?

B. Que si le rapport de la Commission est sans appel, monsieur le président,
veuillez dire à l'Académie que je la supplie, dans l'intérêt de la science et de l'*hu-*
manité surtout, de nous apprendre au plus
vite : 1° ce que c'est que la rage ; quelle
est sa *nature* ; 2° quel est l'organe, ou les
organes qui sont le *siége* de cette affection
confirmée, parvenue à la troisième période des lyssographes ; 3° quels sont les
moyens curatifs les plus rationels pour la

combattre, et venir au secours de ses in-
fortunées victimes ; 4° enfin , si les *phlébotomies* jusqu'à extinction de chaleur naturelle, les *sangsues en masse*, les *bains de
de surprise*, *de violence*, etc. , etc. , etc.,
sont absolument préférables à la médication que j'ai formulée.....

La philanthropie seule , et non de mi-
sérables motifs d'intérêt personnel, m'o-
blige d'adresser cette supplique à la première de nos assemblées médicales. Heureux ! si ma faible voix est écoutée , et si
cette illustre société daigne enfin nous indiquer le *meilleur traitement* à employer, en
si poignante conjoncture ! Les générations
futures lui seront éternellement reconnais-
santes d'avoir empêché le retour de tentatives, semblables à celles de M. Sornani ,
chirurgien en chef du Grand - Hôpital de
Milan.

J'ose espérer, monsieur le président,
que vous daignerez me faire savoir, le plus

tôt possible, si la présente sera *prise en considération.*

Agréez, Monsieur le Président, l'assurance des sentimens profondément respectueux avec lesquels j'ai l'honneur d'être,

Votre très-humble et très-obéissant serviteur.

Après un mois d'inutile attente (le 11 juin); j'écrivis ces quelques lignes à M. le Président de l'Académie royale de Médecine :

Monsieur le Président,

Il y a aujourd'hui un mois, j'ai eu l'honneur de vous adresser une lettre, accompagnée de l'analyse très-succinte de 16 observations d'hydrophobie.

Ayez donc la bonté, M. le Président, de me faire savoir si l'Académie pourra *m'entendre de nouveau*, comme je l'ai demandé le 11 mai dernier.

Agréez, etc.

Cette lettre n'a pas produit plus d'effet, que celle qui l'avait précédée. Car, aujourd'hui, 1er septembre 1838, M. le Président de l'Académie royale de Médecine n'a pas encore daigné m'honorer d'un mot de réponse.

Ainsi, il est évident que l'Académie royale de Médecine ne veut pas nous dire *ce que c'est que la Rage*. Et cependant, il est impossible que M. le Secrétaire perpétuel, et les Hommes immortels qui composent cet aréopage, si savant, si éminemment scientifique, et si invariablement *logomachique*, ne le sachent pas..... Force m'est donc de ne pas attendre plus long-temps pour la publication de mon *mémoire*. Je réclame pour lui, l'attention et les excogitations de mes confrères. Je le livre *à leur critique*, non à une critique d'ergoteur ou stérilement moqueuse, mais à une critique consciencieuse, éclairée, solide, *qui détruit pour édifier*.

Dans l'intérêt de l'art et de l'*Humanité* surtout, mon plus vif désir est de voir enfin, *accord unanime* sur la *nature*, *le siège*, et *le traitement curatif* de cette affection, arrivée à la 3ᵉ période des lyssographes. — Oui, je le répète en terminant, il est on ne peut plus *déplorable* que la *Rage* soit encore en litige, malgré nos 400 monographies (1). Que chacun fasse comme moi; qu'on se livre à des recherches nouvelles, à des études spéciales sur cet important sujet, et bientôt nous aurons la douce satisfaction de l'élucider d'une manière tout-à-fait positive.

FIN.

(1) Les *moyens barbares* employés maintes fois, et l'opération d'*alchimie transcendante*, faite tout récemment par M. Sornani, prouvent suffisamment que cette phrase n'a rien d'exagéré. — Cette illustration chirurgicale, comme chacun sait, voulait s'assurer si le venin de la vipère *ne neutraliserait pas* le prétendu virus hydrophobique !!!

SENLIS. — IMPRIMERIE DE Mᵐᵉ TESSART.

ERRATA DU SUPPLEMENT.

Pag. 2, lig. 15, succinte, *lisez :* succincte.

Pag. 34, lig. 15, Comminision, *lisez :* Commission.

Pag. 38, lig. 20, Flamaut, *lisez :* Flamant.

Pag. 46. lig. 15, *contre l'expérience*, lisez : *contre l'existence.*

Pag. 46, lig. dernière, lu, *lisez :* lui.

www.ingramcontent.com/pod-product-compliance
Lightning Source LLC
Chambersburg PA
CBHW030927220326
41521CB00039B/1230